BEI GRIN MACHT SICH IHR WISSEN BEZAHLT

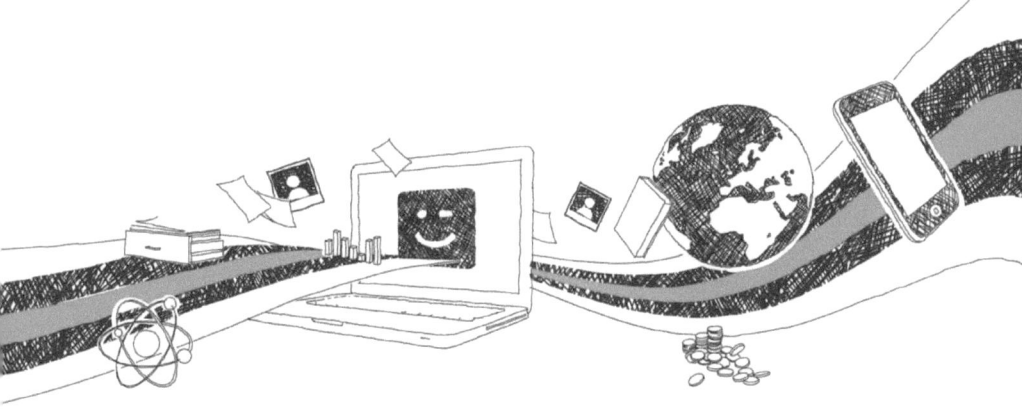

- Wir veröffentlichen Ihre Hausarbeit,
  Bachelor- und Masterarbeit

- Ihr eigenes eBook und Buch -
  weltweit in allen wichtigen Shops

- Verdienen Sie an jedem Verkauf

Jetzt bei www.GRIN.com hochladen und kostenlos publizieren

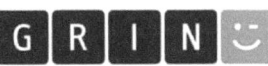

Bibliografische Information der Deutschen Nationalbibliothek:

Die Deutsche Bibliothek verzeichnet diese Publikation in der Deutschen National-
bibliografie; detaillierte bibliografische Daten sind im Internet über http://dnb.d-
nb.de/ abrufbar.

Impressum:

Copyright © 2010 GRIN Verlag, Open Publishing GmbH
Druck und Bindung: Books on Demand GmbH, Norderstedt Germany
ISBN: 9783640632510

Dieses Buch bei GRIN:

http://www.grin.com/de/e-book/151606/gesundheitsfoerderungsprogramm-durch-
empowerment-bei-schuelerinnen-zum

Helene Warkentin

Gesundheitsförderungsprogramm durch Empowerment bei SchülerInnen zum Thema Übergewicht und Adipositas

GRIN Verlag

GRIN - Your knowledge has value

Der GRIN Verlag publiziert seit 1998 wissenschaftliche Arbeiten von Studenten, Hochschullehrern und anderen Akademikern als eBook und gedrucktes Buch. Die Verlagswebsite www.grin.com ist die ideale Plattform zur Veröffentlichung von Hausarbeiten, Abschlussarbeiten, wissenschaftlichen Aufsätzen, Dissertationen und Fachbüchern.

Besuchen Sie uns im Internet:

http://www.grin.com/

http://www.facebook.com/grincom

http://www.twitter.com/grin_com

Gesundheitsförderungsprogramm durch Empowerment
bei SchülerInnen zum Thema Übergewicht und Adipositas

Helene Warkentin

Hausarbeit im Studiengang Public Health/Pflegewissenschaften der Universität Bremen

Seminar: Theorien und Modelle in Prävention und Gesundheitsförderung

Datum: 01.03.2010

Inhaltsverzeichnis

1. Problemstellung

Zu den größten gesundheitspolitischen Herausforderungen in Deutschland zählt das Übergewicht. Es beeinträchtigt nicht nur die Gesundheit, sondern auch die Lebensqualität vieler Menschen. Untersuchungen während des Schuleingangs zeigen, dass das Übergewicht bei Kindern und Jugendlichen hoch ist, besonders bei Jugendlichen mit Migrationshintergrund und einem niedrigem sozialen Status. (BZgA 2008).

Der Risikofaktor Übergewicht ist demnach für 10 bis 13% der Todesfälle verantwortlich. Im internationalen Vergleich befindet sich Deutschland im Mittelfeld (MONICA Studie), Tendenz steigend. Die Prävalenz für Übergewicht der Zwei- bis Fünfjährigen stieg von 5% auf 13,9%, bei den Sechs- bis Elfjährigen stieg sie sogar auf 18,8%. Bei den Zwölf- bis 19 Jährigen immerhin auf 17,4%. Die Ergebnisse aus verschiedenen Schuleingangsuntersuchungen zeigen einen Anteil extrem übergewichtiger (adipöser) Schulkinder von vier bis acht Prozent. Übergewicht und Adipositas werden heute üblicherweise nach dem Body-Mass-Index (BMI) eingeteilt. Hiernach richtet sich dann auch das relative Risiko für weitere Krankheiten und therapeutische Empfehlungen. Als Normalgewicht gilt ein BMI zwischen 19 und 25. Bei einem BMI von 24-30 handelt es sich um Übergewicht. Eine Adipositas liegt vor, wenn der BMI größer als 30 ist. Im Rahmen einer repräsentativen „Studie zur Gesundheit von Kindern und Jugendlichen in Deutschland" wurden Körperhöhe- und Körpergewichtsdaten für drei- und 17 Jährige Kinder und Jugendliche erhoben. Resultierend daraus sind 15% übergewichtig und bei 6,3% liegt eine Adipositas vor. Unter den drei- bis sechsjährigen Kindern beträgt der Anteil der übergewichtigen 9 Prozent. Eine Adipositas liegt bei 2,9% dieser Altersklasse vor. Über 15% der Sieben- bis Zehnjährigen sind übergewichtig, eine Adipositas unter ihnen haben 6,4%, laut KIGGS-Studie. Bei den 14- bis 17 jährigen sind knapp 17% übergewichtig und 8,5% adipös. Anhand der Daten kann man schlussfolgern, dass auf Basis der Referenzdaten von 1985 bis 1999 festzustellen ist, dass das Übergewicht bei Kindern und Jugendlichen um 50% gestiegen ist. Die Anzahl adipöser Jugendlicher hat sich sogar verdoppelt (BZgA 2008).

Übergewicht und Adipositas wirken sich nicht nur auf somatische Krankheiten aus, sondern auch auf das psychische Wohlbefinden. Ca. 12% der Mädchen und 18% der Jungen zeigen Hinweise auf emotionale Probleme. Jedes zehnte Kind zeigt Symptome einer Angst, jedes zwanzigste Kind eine depressive Störung. Unter den 17-Jährigen finden sich bei fast jedem dritten Mädchen und etwa jedem achten Jungen Symptome von Essstörungen. Des Weiteren spielt ein ungünstiges Familienklima und ein niedriger sozioökonomischer Status (z.B. Familien mit Migrationshintergrund, Alleinerziehende) als Risikofaktor eine Rolle. (BZgA 2009) Anhand der Daten ist es ersichtlich, dass das Thema einen hohen Stellenwert in der Gesundheitsförderung erhält. Eine Strategie der Gesundheitsförderung ist z.B. das Empowerment, das auch den Schwerpunkt dieser Arbeit bildet. Eine endgültige Definition des Empowermentbegriffs gibt es nicht. Die Weltgesundheitsorganisation (WHO) nennt Empowerment als wichtige Strategie der Gesundheitsförderung und definiert Empowerment: "Im Verständnis von Gesundheitsförderung ist Empowerment ein Prozess, durch den Menschen eine größere Kontrolle über Entscheidungen und Handlungen erlangen, die ihre Gesundheit beeinflussen" (BMGuF 2003). Die Gesundheitsförderung durch Empowerment nimmt eine herausragende Rolle ein. Basis für das heutige Verständnis von Gesundheitsförderung ist das Salutogenesekonzept. Zur Analyse des Übergewichtproblems bei Kindern wurde folgende Fragestellung formuliert:

Welche Empowermentmaßnahmen können bei Kindern in der Schule eingesetzt werden, um Übergewicht und Adipositas zu verhindern?

Nach ausführlicher Darstellung der Problemlage, wird im zweiten Kapitel die Idee des Modells der Salutogenese kurz erläutert und damit der Zusammenhang zwischen dem Salutogenese-Modell und der Gesundheitsförderung hergestellt. Um der Fragestellung auf den Grund zu gehen, wird im Weiteren Verlauf (Kapitel 3) dieser Hausarbeit ein Empowermentprogramm zum Thema Übergewicht erstellt. Hier sollen Maßnahmen vorgestellt werden, die den Schülern helfen sollen, ein Verständnis für diese Problemlage aufzuzeigen. Im anschließenden Kapitel (Kapitel 4) wird die

Evaluationsmaßnahme zum Programm dargestellt. Die Hausarbeit endet mit einer Diskussion und einem Fazit.

Aufgrund der besseren Lesbarkeit wird nur die männlich Form geschrieben, welche zugleich die weibliche Form beinhaltet.

2   Salutogenese-Konzept

Das Konzept der Salutogenese wurde von Aaron Antonovsky (1970) geprägt. Der Gesundheits- und Krankheitsbegriff der modernen Sozial- und Gesundheitswissenschaften orientiert sich häufig an dem Konzept. Danach bilden Gesundheit und Krankheit nicht zwei voneinander abgegrenzte Zustände, sondern zwei Pole auf einem Kontinuum. Den Gesundheitszustand eines Menschen beschreibt das individuelle Kohärenzgefühl sense of coherence (SOC). Der SOC gibt an wie gut jemand in der Lage ist, vorhandene Ressourcen zum Erhalt seiner Gesundheit zu nutzen. Je gesünder eine Person ist bzw. schneller gesund wird, desto ausgeprägter ist der SOC. Der SOC besteht aus drei Komponenten: **Verstehbarkeit** (Ereignisse des Lebens sind strukturiert und verstehbar), **Handhabbarkeit (e**s gibt Ressourcen, um den Anforderungen des Lebens zu begegnen) und **Sinnhaftigkeit** (Anforderungen werden als Herausforderungen verstanden, in die Energie zu investieren sinnvoll und lohnenswert ist). Der SOC entwickelt sich durch die Verfügbarkeit der generalisierten Widerstandsressourcen (Potenzial von Menschen mit Belastungen und Spannungen zurechtzukommen). Im Laufe der Kindheit und Jugend entwickelt sich der SOC. Ab dem 30. Lebensalter bleibt der jedoch stabil. Gesundheitsprobleme gehen von Stressoren aus. Ein Beispiel hierfür zeigt die Kauai-Studie bei der 698 Kinder der Hawaii-Insel Kauai in ihrer Entwicklung begleitet wurden. Erfasst waren Kinder die mindestens vier Risikofaktoren (z.B. chronische Armut, niedriger mütterlicher Ausbildungsstand, instabile familiäre Situation) ausgesetzt waren, ein überraschendes Ergebnis zeigte, dass ein Drittel der ‚Risikokinder' im Alter von zehn und 18 Jahren sich zu erfolgreichen Jugendlichen entwickelt

4

haben. Obwohl Kinder unterschiedlichem Stress ausgesetzt waren, gelang es einigen Kindern die belastende Lebenswelt zu meistern. Dies führt zu der Annahme protektiver Faktoren in der Person bzw. in der Umwelt, welche die Wirkung von Risikofaktoren vermindern können und die negativen Stressoren senken. Die Gesundheitsförderung soll einen positiven Umgang mit Stressoren bzw. mit der negativen gegebenen Umgebung stärken (Kolip P 2002). Nach dem Konzept der Salutogenese richtet sich die Gesundheitsförderung, also nicht die Krankheit steht im Vordergrund, sondern die Gesundheit.

Im Weiteren wird ein Gesundheitsförderungsprogramm für Schüler zum Thema Übergewicht und Adipositas vorgestellt.

3.   Gesundheitsförderungsprogramm durch Empowerment bei SchülerInnen zum Thema Übergewicht und Adipositas

KIGGS-Ergebnisse bestätigen die Notwendigkeit einer frühen Gesundheitsförderung bei Kindern. Übergewicht muss nicht unbedingt durch falsche Ernährung und Bewegungsmangel ausgelöst werden, sondern kann auch durch Stress (familiärer Stress, schulischer Stress) entstehen. Damit Krankheiten durch Übergewicht erst gar nicht entstehen, muss der Risikofaktor frühzeitig erkannt werden. Gesundheitsförderung besteht also darin, die Coping-Strategien zu verbessern (soziale Unterstützung und Reduktion stressinduzierter Kognitionen). Zu den Zielen gehört immer auch die Stärkung des Selbstvertrauens und der Selbstbehauptungsfähigkeiten. Der schulische Setting ist ein guter Ort für die Gesundheitsförderung. Um eine gute Gesundheitsförderung durchführen zu können, sollten gesunde Lebensräume geschaffen werden. Unter gesunden Lebensräumen ist die Schaffung einer gesundheitsfördernden Schule zu verstehen. Das Hauptziel der Gesundheitsförderung, soll sein, Wissen zu vermitteln und Maßnahmen einzuleiten, das die Gesundheit fördert. Der Familie kommt ebenfalls ein großes gesundheitsförderndes Potenzial zu, weil sich in der Familie zentrale Ressourcen und Risiken abspielen. Gesundheitsförderung ist immer auf ein konkretes Setting zugeschnitten. Wie bereits erwähnt wird in diesem Fall das Setting „Schule" in den Mittelpunkt gestellt.

3.1 Fragestellung

Nach der theoretischen Grundlage, soll im weiteren Verlauf der Ausarbeitung, ein Gesundheitsförderungsprogramm vorgestellt werden und somit der Fragestellung, nach den Gesundheitsförderungsmaßnahmen auf den Grund gegangen.

3.2 Ziele

Schulen eignen sich sehr gut für den Einfluss auf das gesundheitsbewusste Verhalten der Schüler und sogar deren Eltern und den Mitarbeitern der Schulen. Konkret wird Schülern, Eltern und Lehrern geholfen, ein frühzeitiges gesundheitsbewusstes Verhalten (z.b. Spaß an körperlicher Bewegung, genießen gesunder Mahlzeiten, Stressbewältigung, Ich-Stärke) zu entwickeln. Um die Lebensqualität längerfristig zu erhalten, ist eine frühzeitige Gesundheitsförderung sinnvoll. Gesundheitsbewusstsein anzuregen ist Ziel dieses Programms.

3.3 Zielgruppe

Da Gesundheitsförderung so früh wie möglich eingesetzt werden sollte, sind die Zielgruppe dieses Projekts Schüler der Grundschulen in Thüringen Sachsen-Anhalt, Sachsen und Mecklenburg-Vorpommern mit Fokus auf die erste bis vierte Klasse. Laut Statistik kommen die meisten übergewichtigen und sozial benachteiligten Menschen aus der Nordosthälfte Deutschlands *(Focus 2007): Deutsche sind Europas Dickste. Online in Internet URL:http://www.focus.de/gesundheit/ernaehrung/news/uebergewicht_aid_53 965.html (Stand: 27.03.2010)*

3.4 Finanzierung

Im Hinblick auf die Finanzierung dieses Programms müssen die Aktivitäten der Akteure stärker gebündelt werden. Die Optimierung der Ressourcen wird es ermöglichen, die öffentlichen u.a. Landesminiserien für Gesundheit, Bundesministerien für Gesundheit, Schulämter, Gesundheitsämter, Kommunen, Krankenkassen und privaten (u.a. durch Spenden) Mittel effizienter einzusetzen.

3.5 Laufzeit

Das Programm erstreckt sich über mehrere Jahre (solange die Finanzierung vorhanden ist), von der 1. Klasse bis zur 4. Klasse in jedem Jahrgang. Das Gesundheitsförderungsprogramm wird einer **Evaluation** unterzogen. Diese soll zeigen, ob das Programm in der festgelegten Richtung weitergeführt werden oder ob Modifizierung/Korrektur durchgeführt werden sollte.

3.6   Maßnahmen

Folgende Maßnahmen werden in diesem Gesundheitsförderungsprogramm zur Sensibilisierung des Problems gewählt:

1) Förderung durch *Informationsveranstaltungen*
2) Förderung durch gesunde *Ernährung*
3) Förderung durch *körperliche Aktivität*
4) Förderung der *sozialen Kompetenzen*

3.6.1 Informationsveranstaltungen

Eine mögliche Maßnahme zur Gesundheitsförderung an Schulen ist das Angebot von Informationsveranstaltungen zum Thema Übergewichtsreduzierung bzw. Übergewichtsverhinderung, die u.a. durch Gesundheitswissenschaftler und Lehrer durchgeführt werden können. Eine wesentliche Rolle in der Gesundheitsförderung der Kinder spielen die Eltern. Die Familie beeinflusst das Kind in einem Alter, in dem sich seine Gewohnheiten herausbilden. Deswegen ist es wichtig, Erziehungsberechtigte einzubeziehen. Entgegen verbreiteter Annahmen zur Inanspruchnahme von Informationsangeboten zu Gesundheitsthemen gibt es keine Hinweise darauf, dass der Informationsmangel bei bildungsschwachen Gruppen größer ist als bei Gruppen mit höherer Bildung, sie bevorzugen allerdings jeweils andere Medien. Ähnlich wie Männer der gleichen Bildungsschicht nutzen Frauen mit niedriger Schulbildung häufiger Radio, Fernsehen, Krankenkassen, Apothekenhefte und Arzt-Hotlines als Frauen mit höherer Schulbildung. Bildungsstarke Gruppen nutzen ebenso Medien wie Apothekenhefte, sie nehmen aber auch mehr Informationsangebote an und suchen häufiger gezielt nach Angeboten. Für die Elternarbeit werden durch die BZgA spezielle Medien (Broschüren, Faltblätter etc.) erstellt. Die Elternmedien werden den Unterrichtsmaterialien beigefügt. Über die Elternmedien können auch Eltern in die schulische Gesundheitserziehung und -förderung einbezogen werden, die nicht aktiv an der Gesundheitsförderung teilnehmen.Während Schüler einen effektiven Zugang zu Informationen im Unterricht bekommen, können Eltern an Elternabenden teilnehmen, um Informationen zur Problematik zu erhalten. Außerhalb der Informationsweitergabe, können Lehrer, Gesundheitswissenschaftler usw. auf Beratungsstellen aufmerksam machen In Informationsveranstaltungen ist der Austausch von Informationen und Erfahrungen möglich. Zudem ist es wichtig Schüler und Eltern zur Umsetzung des neu erworbenen Wissens zu motivieren. Gesundheitsförderungsmaßnahmen können ohne Motivation nicht erfolgreich sein. Geeignete Medien wie Filme, können verstärkt eingesetzt werden. Eine Einbindung geeigneter Medien soll auch die Bereitschaft der Lehrkräfte erhöhen, gesundheitsorientierte Themen im Unterricht zu bearbeiten.

Den Schülern soll nicht nur theoretisches Wissen vermittelt werden, sondern sollten so gestaltet sein, dass sich Schüler Informationen gemeinsam in einer Gruppe erarbeiten und diese dann an ihre Mitschüler vermitteln. Damit werden Schüler zu Multiplikatoren und tragen dazu bei, das Material innerhalb der Schule bekanntzumachen und zu verbreiten (*Karin M. 2006*).

3.6.2 Ernährung

Eine zweite mögliche Gesundheitsförderungsmaßnahme in der Schule ist die Etablierung einer entsprechenden Mittagsverpflegung an der Schule. Kinder können durch eine ausgewogene Ernährung in ihrer Entwicklung positiv unterstützt werden. Sie sollten nicht nur gesund essen, sondern das günstige Ernährungsverhalten auch erlernen können. Hierbei könnten die Lehrkräfte den Schülern durch praktische Anwendung beibringen, welche Nahrungsmittel gesund sind und welche für Übergewicht verantwortlich sein könnten. Gesundes Essverhalten ist Ziel vieler schulischer Maßnahmen, aber Grundlage einer ausgewogenen Ernährung ist nicht nur theoretisches Wissen. Wichtig dabei ist, dass auch die Eltern ihren Beitrag dazu leisten, denn Kinder imitieren gerade in den ersten Lebensjahren sehr stark das Ess- und Ernährungsverhalten ihrer Eltern. Eine positive schulische Ernährungserziehung funktioniert am besten dann, wenn Schule und Eltern die Werte für ein gesundes Essverhalten gemeinsam formulieren und dann umsetzen. Um hier gemeinsame Positionen zu finden, sollten Schulen die Eltern mit in ihre Pläne zur Ernährung und Ernährungserziehung einbeziehen. Kochkurse, in denen Kinder und Eltern zusammen kochen, können das Interesse an einer gesunden Ernährung wecken. Gut wäre eine abwechslungsreiche Ernährung aus verschiedenen Kulturen, damit können Eltern mit Migrationshintergrund gut erreicht werden. Bei allen Programmen ist es wichtig, dass es sich nicht um einmalige Aktionen handelt, sondern dass diese im Schulprogramm festgeschrieben werden. In Schulen kann mit spezifischen Angeboten (z.B. Koch- und Back-AG, Garten-AG, Kunst- AG etc.) dieses Themenspektrum ergänzt werden und dabei helfen, dass das Erlernte nicht in Vergessenheit gerät *Eltern Informationen. Online in Internet URL:* *http://www.eltern-machen-mit.de/material.asp?his=005* *(Stand 01.04.2010)*.

3.6.3 Förderung körperlicher Aktivität

Besonders wichtig für die Vorbeugung von Übergewicht ist körperliche Betätigung. Deswegen sollten alle Kinder dazu motiviert werden, sich möglichst viel zu bewegen, um so Bewegungsmangel vorzubeugen. Bewegung sollte nicht nur durch den Sportunterricht in der Schule gefördert werden, sondern auch im familiären Alltag. Lehrer können die Schüler z.b. dazu motivieren, ihren Schulweg mit dem Fahrrad, Tretroller oder zu Fuß zurückzulegen. Bewegung kann ebenso auf dem Spielplatz oder in den Pausen angeregt werden, z.b. durch Klettergerüste etc. Außerdem können verschiedene Utensilien, wie Bälle, Badminton-Ausrüstung, Springseil etc. angeboten werden, die die Schüler während der Pause nutzen können. Zudem ist es gut, wenn die Lehrkräfte auch dazu bereit sind, Aktivitäten im Freien durchzuführen *Sign-Projekt. Online in Internet URL: http://www.sign-project.de/2_5336.php#2 (Stand: 03.04.2010).*

3.6.4 Unterstützung sozialer Kompetenzen

Menschen, die bereits unter Übergewicht leiden, haben oft ein weiteres Problem, welches im Inneren verborgen sein kann: sei es Stress, Ärger oder Einsamkeit usw. Dieses kann sich dadurch äußern, dass Kinder sich zurückziehen und aus Frust essen. Essen wird sozusagen zum Suchtmittel. Wenn Übergewicht durch psychische Probleme entsteht, kann dieses nicht nur durch eine Diät therapiert werden. Kinder beispielsweise, die Schwierigkeiten haben mit ihren Gefühlen umzugehen, sind umso mehr dazu prädisponiert übergewichtig zu werden. In einem solchen Fall muss dem Auslöser entgegengewirkt werden, z.b. durch Stärkung des Selbstbewusstseins und die Integration in eine Gruppe durchgeführt von z.b. Lehrern, Sozialarbeitern oder Sozialpsychologen. Für die Unterstützung sozialer Kompetenzen seitens der Schule eignen sich z.B, Unterrichtsmaterialien, Gruppenarbeiten und Klassenunternehmungen (Lagerfeuerabend, Fahrten ins Erlebnisbad, Bewegungs- und Ernährungsspiele, gemeinsames Zubereiten von Mahlzeiten, Gespräche, Konfliktbewältigungsübungen etc.) *Sign-Projekt. Online in Internet URL: http://www.sign-project.de/2_5336.php#2 (Stand: 03.04.2010).*

3.7 Evaluation

Ziel der Evaluation ist der Einsatz einer Wirksamkeitsüberprüfung. Um die Wirksamkeit zu überprüfen, wird der SOC-Fragebogen als Evaluationsmaßnahme gewählt (SOC-Skala, URL(2010): http://www.soziale-arbeit-forscht.de/dokumente/kohaerenzgefuehl.pdf).

Antonovsky entwickelte diesen Fragebogen bezüglich der Analyse des SOCs. Dieser umfaßt 29 Items. Der Fragebogen wurde 1983 erstmals veröffentlicht.

Der SOC besteht aus drei Aspekten: Verstehbarkeit, Handhabbarkeit und Bedeutsamkeit. Unter „Verstehbarkeit"(comprehensibility) fasst er das Ausmaß, „in welchem man interne und externe Stimuli als kognitiv sinnhaft wahrnimmt", „Handhabbarkeit"(manageability) wird definiert als „das Ausmaß, in dem man wahrnimmt, dass man geeignete Ressourcen zur Verfügung hat, um den Anforderungen zu begegnen" und „Sinnhaftigkeit" gilt als „das Ausmaß, in dem man das Leben emotional als sinnvoll empfindet". Um den Erfolg der Förderungsmaßnahmen zu messen, sollen diese drei Aspekte im Hinblick auf das Thema Übergewicht beleuchtet werden.

Außerdem soll anhand eines mündlichen Interviews jährlich zum Jahresende die Zufriedenheit der Schüler, Eltern und Lehrkräfte mit den Maßnahmen und Strukturen herausgefunden werden. Sowohl die SOC-Messung als auch die Zufriedenheitsbefragung der Beteiligten können jeweils im Rahmen von oder im Anschluss an Schulveranstaltungen wie Unterricht oder Elternabend stattfinden, die durch diejenigen erfolgt, welche die Veranstaltung moderieren oder durch studentische Hilfskräfte bzw. Praktikanten. Auch die gesamten Gesundheitsförderungsmaßnahmen können durch Praktikanten und studentischen Hilfskräfte unterstützt werden.

4. Diskussion

Übergewicht ist ein wichtiges Thema in Deutschland. Es beeinträchtigt nicht nur die Lebensqualitä des Menschen, sondern gilt als Risikofaktor für verschiedene Krankheiten. Vor allem sozial Benachteiligte sind diesem Risiko stärker ausgesetzt als sozial besser gestellte Gruppen. Diese Hypothese hat sich auch in der kiGGS Studie (2003-2006) vom Robert Koch-Institut bestätigt. Je ungünstiger die soziale Lage der Familie (ungesunde Ernährung, inaktiver Lebensstil, fehlendes Problembewusstsein), desto höher ist das Risiko für Übergewicht (*kiGGs 2006*). Im internationalen Vergleich nimmt das Übergewichtrisiko in Deutschland immer weiter zu. Daher ist es von großer Bedeutung, durch Gesundheitsförderungsmaßnahmen für dieses Thema zu sensibilisieren und dies so früh wie möglich. Gesundheitsförderung gilt als Konzept zur Bewahrung vor Risikofaktoren. Durch den gesundheitsfördernden Empowermentansatz sollen Menschen mehr Kontrolle über ihre Entscheidungen und Handlungen erlangen, die ihre Gesundheit positiv beeinflusst. Im Zusammenhang mit der Gesundheitsförderung steht das Salutogenese-Konzept. Das Konzept der Salutogenese wurde von Aaron Antonovsky entwickelt, das entgegengesetzt zur pathogenetischen Sichtweise steht. Die Relevanz dieses Modells besteht darin, dass nicht nur der Krankheitsaspekt (also die Frage: „Wie werde ich gesund?") für die Gesundheit eines Menschen wichtig ist, sondern auch der Gesundheitsaspekt (also die Frage: „Wie erhalten Menschen ihre Gesundheit?"). Antonovsky spricht in diesem Zusammenhang von einem „sense of coherence" (SOC), dem sogenannten „Kohärenzgefühl", das aus drei Komponenten besteht: **Verstehbarkeit** (Ereignisse des Lebens sind strukturiert und verstehbar), **Handhabbarkeit** (es gibt Ressourcen, um den Anforderungen des Lebens zu begegnen) und **Sinnhaftigkeit** (Anforderungen werden als Herausforderungen verstanden, in die Energie zu investieren sinnvoll und lohnenswert ist). Nach Antonovskys Überlegungen ist die SOC-Ausprägung mit 30 Jahren vollständig abgeschlossen. Kritiker bemängeln jedoch diese Aussage, da sie inzwischen widerlegt sei. Die Veränderung und Entwicklung des SOC`s sei in jedem Alter möglich. Des

Weiteren sei die Entwicklung des Kohärenzgefühls weniger von außen beeinflussbar, sondern stehe in engem Zusammenhang mit Merkmalen der Persönlichkeit.

Der Setting-Ansatz stellt eine Kernstrategie zur Umsetzung der Gesundheitsförderung dar und somit einer positiven Beeinflussung auf die Persönlichkeit. In diesem Fall besteht die Idee darin, Gesundheitsförderung im Alltag der Kinder und Jugendlichen zu machen, also in der Schule, wo die meisten Kinder erreicht werden können. Im Unterschied zur traditionellen Gesundheitserziehung werden innerhalb des Setting-Ansatzes nicht einzelne Personen in den Vordergrund der Interventionen und Maßnahmen gestellt, sondern das soziale System selbst. Diese Konzepte der Systemintervention und der Salutogenese sind als Schlüsselkonzepte der Gesundheitsförderung und von Public Health, die Gesundheitsförderung als Kernstück einer „New Public Health" bezeichnet worden (*Altgeld T. 2004*).

Gesundheitsförderung im Hinblick auf Übergewicht kann durch verschiedene Maßnahmen erfolgen, u. a. Ernährungsumstellung und körperliche Betätigung. Diese zwei Aspekte sind die gängigsten Gesundheitsförderungsmaßnahmen und gut realisierbar, sei es im Rahmen einer Umstellung des Speiseplans in der Schulkantine/Mensa oder durch verstärkte sportliche Betätigungsmöglichkeiten. Auch wenn diese Gesundheitsförderungsmaßnahmen in Schulen relativ weit verbreitet sind, muss die Gesundheitsförderung verstärkt, vor allem sozial Benachteiligte und die Eltern dieser Schüler erreichen. Informationsveranstaltungen sind hierfür eine gute Grundlage, dennoch besteht die Gefahr, dass viele Eltern nicht erreicht werden, deswegen ist Motivation eine der wichtigen Förderungskomponenten. Sie kann durch praktische Fertigkeiten (z.B. gemeinsames Kochen) erreicht werden. Auch Schüler sollen damit erreicht werden Dasselbe gilt bei der Förderung sozialer Kompetenzen. Unter dem Gesichtspunkt, soll Gesundheitsförderung nicht nur auf schulische Einrichtungen spezialisiert werden. In den Selbsthilfegruppe werden den Betroffenen die Möglichkeit gegeben offen über ihre Probleme zu reden und ihre Erfahrungen, Wünsche und Hoffnungen mit anderen Betroffenen auszutauschen. Gerade der Zusammenhalt in der Gruppe macht Mut, fördert neue Aktivitäten und hilft dem Einzelnen besser mit seiner Umwelt klar zu kommen. Die Erkenntnis, daß man nicht alleine mit seinen Problemen ist, hat eine sehr entlastende Wirkung. Selbsthilfegruppen sind ebenso hilfreiche Instrumente. Selbsthilfegruppen sind nicht Gegenstand der Hausarbeit, deswegen wird darauf nicht näher eingegangen.

Wichtig ist, dass die schulische Gesundheitsförderung, Erfolge zeigt, indem viele Eltern und Kinder einbezogen werden und diesen die Problematik verdeutlicht wird. Dies kann nur durch praktische Anwendungen erreicht werde.

Eine Erprobung des konzipierten Programms oder Instrumentes sollte immer evaluiert werden, damit eine breitere Anwendung möglich wird. Bei der Instrumentenentwicklung sollen auch gesundheitsökonomische Aspekten berücksichtigt werden. Die Umsetzung von Gesundheitsförderungsmaßnahmen kann durch fehlende finanzielle Unterstützung scheitern. Spendengelder sind riskante Finanzmittel, da die Spenden in kürzester Zeit abgestellt werden können, indem die Spender aufhören Geld zur Verfügung zu stellen. Öffentliche Mittel sind demgegenüber im Vorteil, da die Gelder nach bestimmten gesetzlichen Rahmenbedingungen zur Verfügung gestellt und somit das Risiko des Finanzmangels etwas kleiner ist. Eine erfolgreiche Gesundheitsförderung kann nur über ausreichend Finanzmittel durchgeführt werden. Finanzierungsgelder sind das „Herz" der Gesundheitsförderung. Der Erfolge hängt hauptsächlich davon ab.

5. Fazit

Gesundheitsförderung arbeitet nach dem Leitkonzept der Salutogenese, nicht die Krankheit steht im Vordergrund, sondern die Gesundheit. Der Risikofaktor Übergewicht steigt stetig an und ist für viele Krankheiten verantwortlich, deswegen sollte Gesundheit in diesem Bereich ausgeweitet werden. Die Gesundheitsförderung sollte am besten so früh wie möglich geschehen, deswegen ist der Setting Schule ein geeigneter Ort, wo auch junge Menschen erreicht werden können. In die Gesundheitsförderung sollten möglichst auch Eltern erreicht werden, um den Erfolg der Förderung zu erhöhen. Nach §20 bis §24b, SGB V ist man aufgefordert Gesundheitsförderung zu leisten und daher sollte diese im Hinblick auf Übergewicht weiterhin gefördert werden, aufgrund immer mehr übergewichtiger Kinder.

6. Literaturverzeichnis

1. Ackermann, D.(2006): Empowerment als gesundheitsfördernde Strategie in der psychosozialen Arbeit. Eine evaluative Studie im Tageszentrum der Psychosozialen Arbeitsgemeinschaft (PSAG) in Basel. Basel S.49

2. Altgeld T. (2004): Gesundheitsfördernde Settings – Modelle für integrative Gesundheitsförderung in benachteiligten Stadtteilen? Berlin S. 27-30

3. BMgA (2008): Zur Gesundheit von Kindern und Jugendlichen. Berlin und Köln. S.155, 41

4. BMGuF (2003): Koproduktion durch Empowerment. Wien. S.9

5. BZgA Kinder- und Jugendgesundheitssurvey (KiGGS) 2003 – 2006: Kinder und Jugendliche mit Migrationshintergrund in Deutschland. Berlin S. 43-46

6. (Focus 2007). Deutschland sind Europas dickste.URL: http://www.focus.de/gesundheit/ernaehrung/news/uebergewicht_aid_53965.html (Stand: 27.03.2010)

7. Karin M. (2006): Möglichkeiten und Defizite in der Erreichbarkeit ausgewählter Ziel-gruppen (sozial benachteiligte Frauen und ältere Menschen) durch Maßnahmen und Materialien zur Reduzierung von Medikamenten-missbrauch und -abhängigkeit: Bewertung anhand aktueller Forschungsergebnisse und Beispielen aus der Praxis. Hamm S.68

8. Kolip P. (2002): Salutogenese und Kohärenzgefühl.München

9. SGB V (2008): Leistungen zur Verhütung von Krankheiten, betriebliche Gesundheitsförderung und PräventionarbeitsbedingterGesundheitsgefahren, Förderung der Selbsthilfe. §20-§24

BEI GRIN MACHT SICH IHR WISSEN BEZAHLT

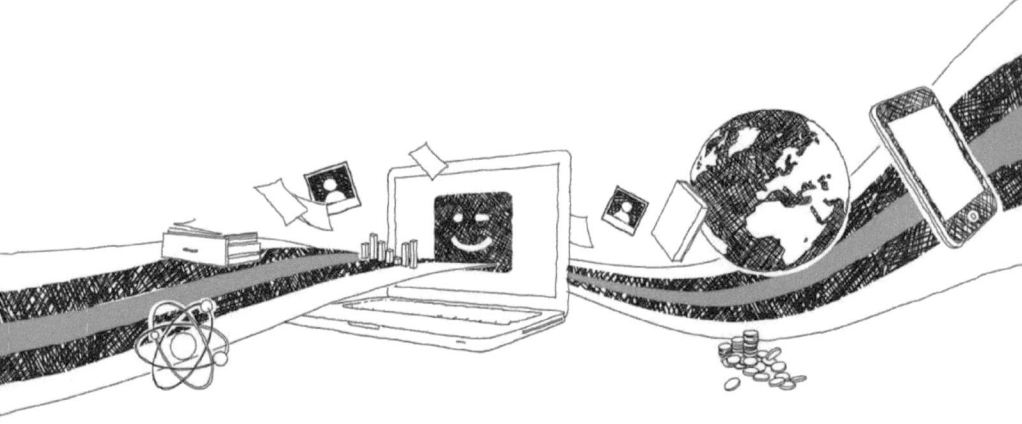

- Wir veröffentlichen Ihre Hausarbeit, Bachelor- und Masterarbeit

- Ihr eigenes eBook und Buch - weltweit in allen wichtigen Shops

- Verdienen Sie an jedem Verkauf

Jetzt bei www.GRIN.com hochladen und kostenlos publizieren

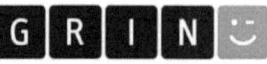